Ramesh Raja
Aarti Rajambigai

Caminhada protóntica na via da nanotecnologia

Ramesh Raja
Aarti Rajambigai

Caminhada protóntica na via da nanotecnologia

Missão de visão da prótese em nanotecnologia

ScienciaScripts

Imprint

Any brand names and product names mentioned in this book are subject to trademark, brand or patent protection and are trademarks or registered trademarks of their respective holders. The use of brand names, product names, common names, trade names, product descriptions etc. even without a particular marking in this work is in no way to be construed to mean that such names may be regarded as unrestricted in respect of trademark and brand protection legislation and could thus be used by anyone.

Cover image: www.ingimage.com

This book is a translation from the original published under ISBN 978-620-7-80977-6.

Publisher:
Sciencia Scripts
is a trademark of
Dodo Books Indian Ocean Ltd. and OmniScriptum S.R.L publishing group

120 High Road, East Finchley, London, N2 9ED, United Kingdom
Str. Armeneasca 28/1, office 1, Chisinau MD-2012, Republic of Moldova, Europe
Printed at: see last page
ISBN: 978-620-8-05939-2

CAMINHADA PROTÉTICA NA VIA DA NANOTECNOLOGIA

(VISÃO MISSÃO DA PRÓTESE DENTÁRIA EM NANOTECNOLOGIA)

INTRODUÇÃO

A nanotecnologia envolve a investigação, o desenvolvimento e o fabrico de materiais e dispositivos medidos à escala nanométrica. Os materiais com constituintes inferiores a 100 nm em pelo menos uma dimensão podem ser classificados como nanomateriais. No domínio da medicina, a nanotecnologia e os nanomateriais são utilizados para a prevenção, o diagnóstico e o tratamento. **A nanomedicina** está envolvida em múltiplas facetas, como a administração de medicamentos, a cirurgia, o restauro e a substituição de tecidos. Na medicina dentária, a nanociência ganhou uma força impressionante no passado recente, uma vez que lida com nanoestruturas para diagnóstico e tratamento de doenças dentárias. O objetivo é alcançar uma saúde oral perfeita com a regeneração dos tecidos orais utilizando nanomateriais, bioengenharia e nanorrobótica.**O conceito de nanotecnologia** foi introduzido pela primeira vez por **Richard Feynman, em 1959,** numa palestra no Caltech, onde discutiu a informação em pequena escala e a utilização inevitável de pequenos robôs e computadores em breve. O que torna as nanopartículas notáveis é a sua estrutura única, com um maior número de átomos presentes na superfície em comparação com o núcleo. Isto gera um número maior e mais forte de ligações em relação às macropartículas que têm mais átomos no núcleo do que na superfície.**Os nanomateriais** podem ser agrupados com base nas suas dimensões. As nanoestruturas de dimensão zero são designadas por nanopartículas, as nanoestruturas unidimensionais são designadas por nanofios e nanobastões e as nanoestruturas bidimensionais são designadas por películas finas. As nanopartículas são sintetizadas em fase sólida, líquida ou gasosa e o método é determinado pelo tipo de material (metal, cerâmica ou polímero), pelo tipo de forma, tamanho e distribuição necessários no produto final. As duas grandes abordagens adoptadas são a abordagem descendente e a abordagem ascendente. A abordagem descendente, que é utilizada para gerar nanopartículas cerâmicas, é classicamente implementada quando se trata de estruturas iniciais maiores. Neste método, a principal preocupação reside nos factores tecnológicos e físicos. Quanto mais pequenas forem as partículas, mais resistentes serão, devido ao menor número de defeitos e ao menor número de limites de grão. Além disso, os moinhos de bolas utilizados para quebrar as macro partículas têm de limitar as propriedades do seu volume de esmagamento, módulo de elasticidade e energia cinética. O outro processo, que é o método ascendente, envolve a miniaturização de componentes a um nível atómico, combinando a auto-montagem que dá origem à formação de nanoestruturas. Embora esta tecnologia recente tenha provado ter implicações positivas na ciência médica, prevalece o debate em torno da toxicidade dos nanomateriais. A grande área de superfície em relação ao volume leva a uma elevada absorção através da pele e dos pulmões, podendo eventualmente causar danos nos alvéolos. No entanto, na medicina dentária, não foram recolhidas muitas provas sobre o mesmo assunto. No passado, algumas investigações indicaram que, apesar de tornar a prática médica mais simples, os riscos para a saúde e a segurança não podem ser ignorados. Embora sejam necessários mais estudos e investigação dedicada, existem várias tecnologias garantidas de nano-dentisteria que estão a ser utilizadas atualmente. Nos últimos tempos, uma grande parte da investigação gira em torno da ortodontia e da estética. A atenção também tem sido canalizada para os nanorrobôs e a engenharia de tecidos, com alguns desenvolvimentos a serem efectuados no aumento ósseo, células estaminais e regeneração da cartilagem. Esta revisão discute os avanços da nanotecnologia e as suas aplicações em várias facetas das ciências dentárias. Os estudos destacados são a prótese dentária.

PAPEL DA NANOTECNOLOGIA NA PRÓTESE DENTÁRIA

Uma área essencial da medicina dentária é a **Prótese Dentária**. A prótese dentária tem atraído cada vez mais atenção à medida que o nível de vida das pessoas tem aumentado e a consciencialização para a saúde oral tem crescido. Para além da utilização de próteses artificiais para o tratamento de doenças periodontais, doenças da articulação temporomandibular e deformidades dos tecidos maxilofaciais, a prótese dentária tem como principal objetivo o tratamento de problemas dentários e o tratamento de pacientes que perderam dentes através de obturações, coroas e próteses. A nanotecnologia tem sido utilizada para criar uma vasta gama de produtos, incluindo aparelhos tecnológicos, produtos farmacêuticos, materiais de construção e artigos utilizados em medicina dentária. Ao melhorar as caraterísticas mecânicas e físicas dos materiais e ao ajudar no desenvolvimento de novas técnicas de diagnóstico e de sistemas de nano-delivery, mudou as ciências dentárias. Os átomos que constituem as nanopartículas, que possuem qualidades especiais e servem de base aos tecidos biológicos, são dimensionados à nanoescala. Comparativamente às moléculas biológicas que interagem com partículas de tamanho micro ou macro, a introdução de partículas de tamanho nano permite uma interação a nível molecular, aumentando a eficácia e a afinidade globais.

As caraterísticas dos materiais que foram reduzidos à nanoescala podem mudar inesperadamente, oferecendo novas utilizações. Entre os exemplos contam-se a transformação de materiais inertes em catalisadores (platina), a transparência de substâncias opacas (cobre), a combustibilidade de elementos estáveis (alumínio), A temperatura normal, os sólidos (como o ouro) transformam-se em líquidos e os sólidos (como o silício) em condutores. Em nanoescala, substâncias como o ouro, que são quimicamente inertes em escalas maiores, podem atuar como poderosos catalisadores químicos. Quando reduzidos à escala nanométrica, estes factos realçam a importância da utilização da nanotecnologia aplicada numa variedade de indústrias, incluindo a dentária. Tanto a prótese fixa como a removível incluem atualmente numerosas aplicações da nanotecnologia. O desenvolvimento de nanocompósitos, agentes de ligação e o estabelecimento de uma ligação entre biomoléculas e nanotecnologia através da criação de biomateriais são desenvolvimentos notáveis

<u>**CLASSIFICAÇÃO DOS NANOMATERIAIS**</u>

A classificação geral dos nanomateriais com base na sua natureza

1. nanomateriais orgânicos

- ❖ Nano-materiais à base de polímeros: Não são tóxicos e têm formas de nanoesferas ou nanocápsulas, que podem ser facilmente activadas.

- ❖ Nano-materiais à base de lípidos: Estes nanomateriais têm dimensões entre 10 e 1000 nm e são utilizados em aplicações biomédicas.

- ❖ Têm um núcleo sólido constituído por moléculas lipofílicas e os tensioactivos na parte exterior.

Classification of nanomaterials

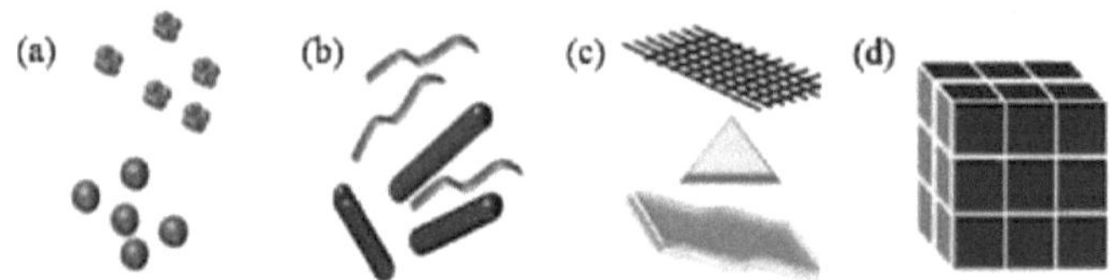

3. Classification of Nanomaterials (a) 0D spheres and clusters, (b) 1D nanofibers, wires, and rods, (c) 2D films, plates, and networks, (d) 3D nanomaterials.

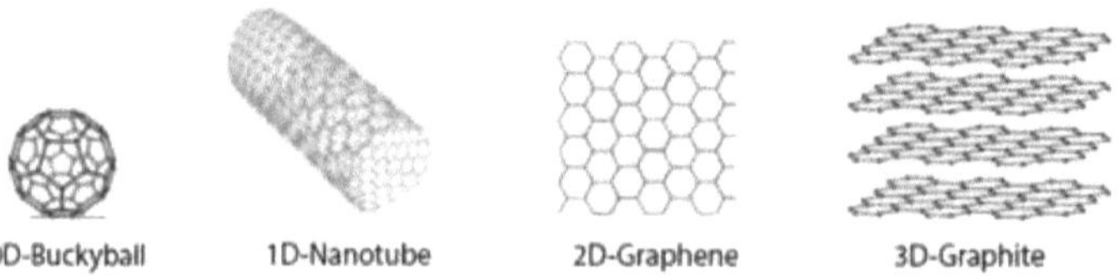

2. Nano-materiais inorgânicos

❖ Metais: São derivados de precursores de metal.

❖ Nano-materiais de óxidos metálicos. Os nano-materiais de óxido metálico são sintetizados devido à sua maior reatividade e eficácia, como o óxido de cério (CeO_2), o óxido de zinco (ZnO), o óxido de alumínio (Al_2O_3), o óxido de titânio (TiO_2), a magnetite (Fe_3O_4), o óxido de ferro (Fe_2O_3) e o dióxido de silício (SiO_2).

3. Nano-materiais cerâmicos:

❖ São materiais inorgânicos não metálicos obtidos por processo de aquecimento e arrefecimento e têm uma vasta aplicação em dentisteria protética.

4. Nano-materiais semicondutores.

❖ As suas propriedades situam-se entre os metais e os não metais. São amplamente utilizados em dispositivos electrónicos.

5. Nano-materiais à base de carbono: São os nanotubos de carbono, as nanofibras e os blocos de nanocarbono.

<u>CLASSIFICAÇÃO DAS NANOPARTÍCULAS</u>

- Base de origem: A. Natural

    B. Artificial.

- Base de dimensão: Dimensão zero ou tamanho nano, dimensão unidimensional ou nanobastões e dimensão bidimensional ou filmes finos.

- Base da configuração estrutural: Nanopartículas à base de carbono, nanopartículas metálicas, dentímeros e resina composta.

ABORDAGENS UTILIZADAS NA NANOTECNOLOGIA

Foram seguidas as seguintes abordagens na produção de nanopartículas, nomeadamente

- Abordagem ascendente,
- Abordagem descendente e
- Abordagem funcional

Técnica de baixo para cima:

Esta técnica procura organizar componentes mais pequenos num conjunto mais complexo. Os procedimentos dentários utilizados são: Anestesia local, Cura da hipersensibilidade, Dentrifício nanorrobótico (dentifrobots), Nano pasta de dentes, Durabilidade e cosmética dentária, Tratamento ortodôntico, Fotossensibilizadores e transportadores, Diagnóstico do cancro oral (nanodiagnóstico), Substituição de dentes inteiros, Renaturalização de dentes, Nanodiagnóstico, Tratamento do cancro oral, Biomimética dentária, Regeneração endodôntica, Nano terminadores.

Técnica de cima para baixo:

Nesta técnica, são criados dispositivos mais pequenos utilizando dispositivos maiores para direcionar

Assim, as pequenas caraterísticas são fabricadas a partir de materiais de maiores dimensões, modelando e esculpindo para criar estruturas à nanoescala com padrões precisos. Podem ser fabricadas estruturas complexas contendo centenas de milhões de nanoestruturas posicionadas com precisão. Os materiais são reduzidos à nanoescala e podem subitamente apresentar propriedades muito diferentes, permitindo aplicações únicas. À medida que a dimensão do sistema diminui, há um aumento da relação entre a área de superfície e o volume e o número de fenómenos físicos torna-se visivelmente pronunciado. Inclui selantes para fossas e fissuras, nanoportadores para osso e outros produtos. Os procedimentos dentários utilizados são: nanocompósitos, restaurações de ionómero de vidro fotopolimerizáveis, materiais de impressão nanométricos, próteses dentárias nanocompósitas, nanossoluções, nanoencapsulamento, aplicação de laser de plasma, implantes protéticos, agulhas nanométricas, materiais de substituição óssea, desinfeção endodôntica à base de nanopartículas.

Abordagem funcional:

❖ Nesta abordagem, os componentes de uma funcionalidade desejada são desenvolvidos sem ter em conta a forma como podem ser montados.

❖ Outras abordagens adoptadas na Universidade de Rice são as seguintes

Nanotecnologia húmida: Estudo do sistema biológico que existe principalmente em ambiente aquático, que inclui material genético, membranas, enzimas e componentes celulares de tamanho nanométrico.

Nanotecnologia seca: Deriva da ciência da superfície e da química física e centra-se no fabrico de estruturas em carbono, silício e outros materiais orgânicos.

Nanotecnologia computacional: Permite a modelização e a estimulação de estruturas complexas à escala nanométrica. O poder preditivo e analítico da computação é fundamental para o êxito da nanotecnologia.

APLICAÇÕES DA NANOTECNOLOGIA

Aplicação da nanotecnologia na dentisteria protética Materiais dentários. O material mais utilizado em medicina dentária é a resina composta reforçada com nanopartículas de 20-600 nm. Também há provas da libertação sustentada de nanopartículas de fluoreto de cálcio reforçadas com resina convencional ou resina de ionómero de vidro modificada. O impacto das nanopartículas de fosfato de cálcio nas respostas do hospedeiro, tanto a nível celular como tecidular, leva ao fabrico de nanoestruturas, o que aumenta a condutividade óssea e a durabilidade. Além disso, os nano-tubos têm maiores dimensões, mais poros e um módulo elevado, o que aumenta a fiabilidade estrutural. Prótese dentária removível

O reforço de nanotubos de carbono diminui o encolhimento da polimerização e facilita as propriedades mecânicas. Os nanotubos de carbono (CNT) são fortes, resilientes e muito leves e estão disponíveis em paredes simples que possuem a estrutura cilíndrica básica e em paredes múltiplas com 2 ou mais cilindros coaxiais. A resina de dentadura fotopolimerizável reforçada com nanotubos de carbono apresentou uma maior resistência ao impacto e à flexão e a CNT-PMMA, que não continha fármacos, tem propriedades adesivas antimicrobianas para evitar complicações induzidas por micróbios. No entanto, as desvantagens do PMMA incorporado com CNT é o escurecimento da prótese. Materiais de resina PMMA Prótese nanocompósita fabricada utilizando o método estereolitográfico e os dentes da prótese são resistentes a manchas. A adição de NPs de óxido de zircónio (nano-ZrO2) aumenta a resistência à tração e reduz a translucidez do material de base da prótese de polimetilmetacrilato (PMMA). A melhoria da resistência à tração é diretamente proporcional à concentração de nano-ZrO2. A incorporação de nano-compósitos de Polimetilmetacrilato (PMMA)/NPs de dióxido de titânio (TiO2) tem um efeito antibacteriano especialmente para a cândida. O CNT-PMMA, que não continha fármacos, tem propriedades adesivas antimicrobianas para evitar complicações induzidas por micróbios.

A principal desvantagem dos CNT e das nanopartículas de prata incorporadas no PMMA é o escurecimento da prótese. Prótese fixa A resina composta reforçada com nanocargas tem maior resistência mecânica, baixa retração de polimerização, fiabilidade, durabilidade, baixo coeficiente de expansão térmica, baixa sorção de água, excelente integridade marginal e propriedades de manuseamento. Além disso, a resina composta reforçada com nanogold tem propriedades antibacterianas e adesivas melhoradas. Os vinilpolissiloxanos reforçados com nanocargas têm um melhor fluxo, precisão e propriedades hidrofílicas. As cerâmicas reforçadas com nanocargas são moldáveis e políveis, com caraterísticas estéticas e de manuseamento melhoradas. Implantes dentários Os implantes dentários revestidos com nanopartículas têm uma maior área de superfície, o que facilita a osteointegração. Os implantes revestidos com nanopartículas de hidroxiapatite e fosfato de cálcio melhoram a osteointegração como material biológico e reduzem a libertação de metal. Os implantes de nanotitânio facilitam a cicatrização e a melhor osseointegração e também proporcionam às superfícies dos implantes melhores propriedades biológicas para a adsorção de proteínas, adesão e diferenciação de células e integração de tecidos. A nível macroscópico, os desenhos dos parafusos, a forma da rosca e a distância do passo conferem estabilidade ao implante.

A modificação das propriedades da superfície dos implantes dentários tem demonstrado um melhor contacto entre o osso e o implante, melhorando assim o seu desempenho clínico. As nanocaracterísticas podem ser criadas nos implantes dentários através de processos químicos ou físicos. Os processos químicos, como a anodização, o condicionamento ácido, o enxerto químico e a implantação iónica, enquanto os processos físicos, como a pulverização de plasma e o jato de areia, podem ser aplicados para modificar a superfície.

- **Anodização:** É um método predominante para criar nanoestruturas com diâmetros inferiores a 100 nm em implantes de titânio. Para este procedimento, são utilizadas a tensão e a corrente galvânica.

- **Gravura ácida**: A utilização de ácidos fortes é eficaz na produção de nanopits na superfície do titânio. Os padrões nanométricos criados em implantes de titânio em forma de parafuso demonstraram ter uma melhor osteointegração.

- **Pulverização por plasma:** O processo começa com a utilização de vácuo para remover todos os contaminantes. O ouro, a prata e o titânio podem ser revestidos com esta técnica. O revestimento fino de CP em implantes dentários favorece a formação de tecido ósseo durante um período de tempo, em comparação com o revestimento não revestido. O revestimento de CP dissolve-se e liberta Ca^{2++} e HPO_4 2- que, por sua vez, aumenta a saturação de sangue na região peri-implantar e melhora a adesão celular, a diferenciação em osteoblastos e a síntese de colagénio mineralizado, facilitando também a osseointegração. As vantagens do spray de plasma são observadas durante a cicatrização que 4 MedDocs eBooks Importância e Aplicações da Nanotecnologia diminui consideravelmente e o período de remodelação óssea.

- **Jato de areia:** Neste processo, é criada uma camada porosa na superfície dos implantes dentários através da colisão de partículas microscópicas. O alumínio é o material mais utilizado para a decapagem. A superfície de titânio nanotexturizada, preparada através de uma técnica de gravura química, mostrou uma maior fixação de células pré-osteoblásticas.

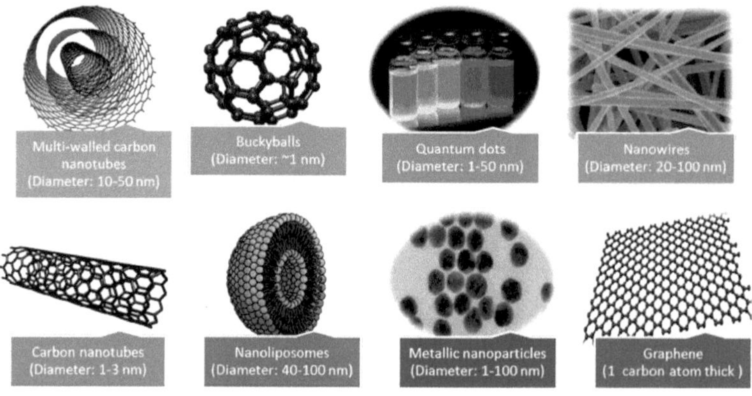

❖ A dispersão de Ag sobre o titânio produz aglomerados com atividade antibacteriana. A técnica de uma única etapa para produzir e depositar NPs de prata num substrato é a ablação de folhas de Ag, realizada ao ar livre através de laser e de um jato de gás inerte para dirigir as NPs para o substrato, que tem atividade antibacteriana contra Lactobacillus Salivarius . O quitosano conjugado com Ag tem mais efeito sobre A.

Flavus e Porphyromonas gingivalis e Streptococcus mutans e grupos distintos de bactérias. Ablação por laser É o melhor método para melhorar a topografia da superfície e a osseointegração de implantes dentários. O revestimento por imersão e a ablação por laser modificada também são outros métodos de modificação da superfície dos implantes dentários.

Os implantes modificados revestidos a laser apresentaram uma maior resistência de ligação na junção entre o osso e o implante. Cerâmica dentária em prótese dentária As próteses de cerâmica têm elevada resistência, cor adequada e baixa condutividade térmica e eléctrica. Também têm maior estabilidade, resistência ao desgaste, elevada dureza, boa biocompatibilidade, não causam alergias, mas são propensas a fissuras na porcelana. O ZrO_2 tem maior resistência à abrasão, resistência à corrosão e biocompatibilidade, cuja elasticidade, resistência à flexão e dureza são superiores às ligas de titânio. A zircónia fresada por CAD/CAM tem mais força e a resistência à flexão da zircónia é significativamente mais elevada do que a cerâmica de alumina, mas ainda carece de tenacidade e de uma temperatura de sinterização elevada.

As cerâmicas nanoestruturadas apresentam maior translucidez, superplasticidade, boa ductilidade e propriedades mecânicas melhoradas. À temperatura ambiente, a cerâmica nano-TiO_2 apresenta uma resistência muito elevada quando comprimida até 1/4 do comprimento original sem qualquer fratura. Os materiais de nanoimpressão Os materiais de vinilsiloxano reforçados com nanocargas apresentam uma hidrofilicidade melhorada, o que reduz a possibilidade de formação de espaços vazios, especialmente na zona da linha de acabamento. Além disso, estes materiais de impressão de silicone têm uma elevada resistência ao rasgamento, resistência à distorção e melhores propriedades hidrofílicas. Produção de pormenores infinitamente pequenos, reduzindo a distorção.

O material está disponível em viscosidades ligeira rápida, ligeira regular, média e pesada. Ex: NanoTech Elite H-D+, Imprint II Penta H. Nanocompósitos Importam superfície lisa, caraterísticas estéticas elevadas e maior resistência. A razão para incorporar nanopartículas no compósito é melhorar as propriedades estéticas do material e reduzir a contração de polimerização, melhorar as propriedades mecânicas, a resistência ao desgaste e a biocompatibilidade.

Dentisteria restauradora Utilização de Silsesquioxano Oligomérico Poliédrico (POSS) em compósito O Sesquioxano Oligomérico Poliédrico (POSS) é um nano compósito híbrido orgânico-inorgânico, cuja molécula tem um tamanho de 1,5 nm e é isotrópico por natureza. Sellinger et al. foi o primeiro a mencionar a utilização de POSS em material de restauração dentária. Fong et al mencionaram que o reforço de POSSMA com nanocompósitos melhora as propriedades mecânicas da resina. Xiaorong Wu et al., no seu estudo, verificou que os nanocompósitos reforçados com 2 % em peso de POSS apresentaram um aumento da resistência à flexão de 15%, da resistência à compressão de 12%, do módulo de compressão de 4%, da dureza de 15% e uma diminuição da contração volumétrica de 56%. Os nanomateriais contendo prata apresentam uma descoloração cinzenta de todos os materiais de restauração dentária, pelo que a concentração de prata é baixa para qualquer tipo de reforço. Cimento de ionómero de vidro O cimento de ionómero de vidro (CIV) foi inventado por Wilson com propriedades únicas como a adesão, a anticariogenicidade, a compatibilidade térmica e a biocompatibilidade.

No entanto, a sua utilização como material de restauração em áreas de tensão é limitada devido à sua fraca resistência mecânica. A incorporação de cargas nanométricas não só aumentará as suas propriedades mecânicas como também aumentará a libertação de flúor e a bioatividade. O ionómero de vidro de polimerização nanométrica utilizando o Fluoraluminosilicato (FAS), tem uma excelente capacidade de polimento, uma estética melhorada e resistência ao desgaste.

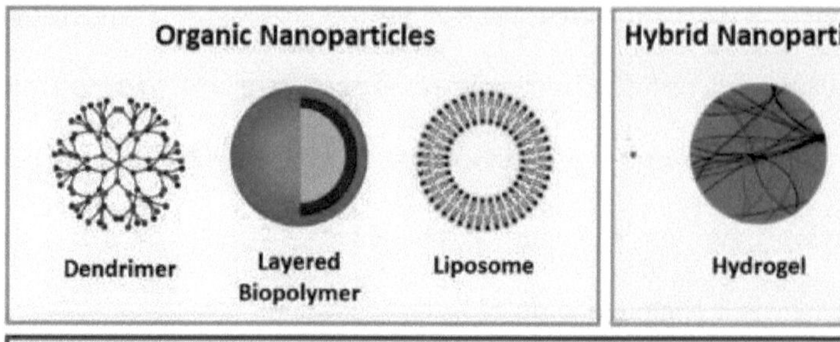

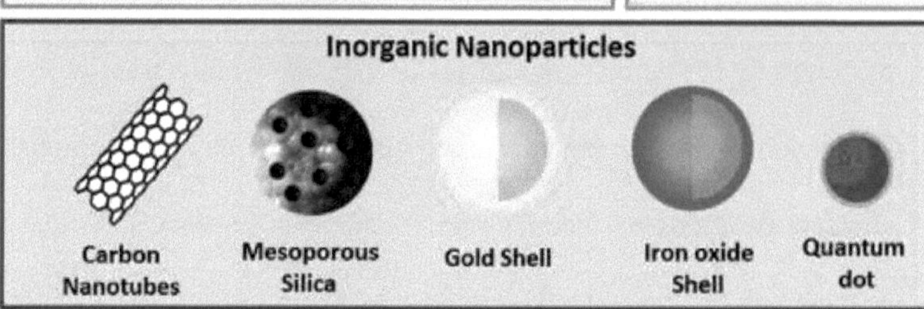

Anestesia local Os nanorrobôs contendo suspensão de anestésico oral penetram nas várias camadas da mucosa e atingem a polpa, reduzindo a ansiedade, a sensibilidade, de forma rápida e completamente reversível. Outras aplicações Os materiais de nanofibras poliméricas para administração de fármacos foram estudados como sistemas de administração de fármacos, suportes para engenharia de tecidos e filtros. Os implantes que contêm fibras de nanocarbono tiveram uma maior adesão dos osteoblastos aos implantes ortopédicos/dentários devido à sua elevada rugosidade superficial. As nanopartículas contendo fármacos podem ser administradas por qualquer tipo de via, incluindo o método oral e por inalação. As nanopartículas modificam as propriedades do fármaco alterando o tamanho e a forma, o que aumenta a biodisponibilidade e reduz a frequência de administração do fármaco. A tecnologia dos pontos de ZnQ Quantam inclui fármacos anticancerígenos no núcleo rodeado por um polímero biocompatível que é utilizado na terapia de fármacos anticancerígenos, pelo que os fármacos chegam às células cancerígenas. A nanotecnologia tem uma aplicação mais vasta no encapsulamento e na formação de emulsões e no desenvolvimento de sensores. Também o processamento e a embalagem foram demonstrados por Garber. A nanomedicina ajuda na deteção e prevenção precoces, no diagnóstico melhorado e no acompanhamento de doenças. A invenção de nanodispositivos de ouro tornou a sequenciação de genes menos difícil e também foi utilizada para detetar sequências genéticas quando estas estão aderidas a segmentos curtos de ADN. Os tecidos danificados podem ser reparados ou reproduzidos com recurso à nanotecnologia. Os nanomateriais que contêm agentes de ligação e os enxaguantes bucais reduzem a desmineralização dos dentes, o que impede a formação de cáries.

As nanopartículas de prata que contêm materiais de restauração são eficazes contra Streptococci e lactobacillus. As nanopartículas de carbonato de hidroxi contendo materiais de restauração estão a reparar o defeito dentário.

A tecnologia dentária nanodigital reduz a dose de radiação e produz imagens de alta qualidade. A Gandly matou 100% do VIH e dos germes formulados com desinfectantes nanométricos e soluções de esterilização. As nanopartículas de prata coloidal e de ouro presentes entre as cerdas da nano escova de dentes podem levar a uma redução da gengivite e da periodontite. A prata tem maior afinidade com as moléculas negativas, o que rompe a parede celular e predispõe à remoção da placa bacteriana ou do biofilme. As nano pastas dentífricas são muito eficazes ao impedir a aglomeração das moléculas bacterianas nas porosidades dos cristais de hidroxiapatite devido às porosidades presentes nos prismas de esmalte. A pasta dentífrica ajuda a fechar estas porosidades e ajuda também na cor dos dentes. Recentemente, o óxido de titânio é utilizado como agente branqueador em pastas dentífricas. Os nanodentrifícios atingem as áreas supra e subgengivais e metabolizam a matéria orgânica, transformando-a em inofensiva e inodora. Os dentirobots fornecem continuamente uma barreira às bactérias que causam o odor da putrefação. Os elixires bucais que contêm nanopartículas de prata e nanopartículas carregadas com triclosan apresentaram acções antibacterianas e de controlo da placa bacteriana, que são vitais para a prevenção da doença periodontal. Além disso, os dentífricos contendo nanopartículas previnem a formação de placa e alcatrão, facilitando assim a remineralização e reduzindo a sensibilidade. Os nanorrobôs que contêm dentífricos ocluem a abertura minúscula dos túbulos dentinários e reduzem instantaneamente a sensibilidade. Diz-se que o osso é uma nanoestrutura natural que inclui material orgânico como o colagénio.

A nanotecnologia tem como objetivo imitar o desenvolvimento do nanobone, que tem uma aplicação mais vasta na medicina dentária. Os nanocristais situam-se entre os cristais de nanobone e apresentam propriedades que são consistentemente muito superiores às das suas fases constituintes individuais. As células ósseas de hidroxiapatite modificadas com nanopartículas são utilizadas para tratar defeitos ósseos em doenças periodontais. Perigos dos nanomateriais As nanopartículas magnéticas podem induzir impactos celulares tóxicos e nocivos, o que não é comum nos seus homólogos mais volumosos de dimensão micrométrica. Além disso, os nanomateriais podem entrar nos organismos por ingestão ou inalação e podem translocar-se para diferentes órgãos e tecidos, apresentando assim impactos perigosos. Os nanomateriais contendo Ag libertam Ag com impactos adversos em organismos aquáticos como algas, bactérias, dáfnias e peixes]. Os sistemas respiratórios são o principal alvo da possível toxicidade dos nanomateriais, que é causada pela adição das partículas inaladas às entradas portais e ao coração. As proteínas de ligação dos nanomateriais têm um efeito letal nas actividades enzimáticas e no desdobramento e fibrilhação das proteínas

Além disso, as novas nanopartículas implicam um risco de exposição durante o fabrico ou a utilização. Assim, há que ter em conta avaliações de risco completas e a reciclagem e recuperação dos materiais são também muito necessárias. Por conseguinte, é necessária uma investigação mais aprofundada para colmatar a grande lacuna de conhecimentos no domínio da nanotoxicidade, uma vez que isso ajudará a melhorar a avaliação dos riscos. As nanopartículas libertadas no ambiente podem alterar a temperatura e o pH, o que pode alterar o solo e a água e revelar-se prejudicial para a flora e a fauna. Além disso, atravessam a barreira hemato-encefálica. É muito difícil detetar as nanopartículas no ambiente. Por conseguinte, é necessária investigação futurista para detetar as nanopartículas no ambiente, para encontrar soluções para a toxicidade das nanopartículas e para normalizar a segurança do ambiente face ao impacto dos nanomateriais.

O fabrico e a administração de nanopartículas são um processo dispendioso que, atualmente, não dispõe de financiamento suficiente. A biocompatibilidade dos nanomateriais está ainda por estabelecer. As questões sociais de aceitação pública, ética e segurança humana têm de ser objeto de maior reflexão. Os nanomateriais podem ser pirogénicos, pelo que a produção de um material biocompatível constitui um desafio biológico. Os desafios sociais, como a ética, a aceitação pública e a regulamentação humana, continuam a ser uma questão preocupante, que tem de ser abordada antes de a nanotecnologia poder entrar no armamento dentário moderno.

Disponibilidade de nanomateriais Os nanomateriais estão disponíveis sob a forma de pó, fibra, tubo, membrana e bloco. As nanopartículas têm sido utilizadas desde o início e são a forma mais desenvolvida.

- **Nanofibras:** As nanofibras de silicato têm sido utilizadas para o reforço da resina composta. Melhoram as propriedades mecânicas e físicas da resina composta. Dendrímeros: São partículas de tamanho macroscópico fabricadas por uma série de polímeros específicos que envolvem o núcleo para melhorar a eficiência do material

- **Nanoporos:** Os nanoporos de titânio têm 30 nm de dimensão, o que facilita a osteointegração de implantes dentários.

- **Nanoshells:** São esferas revestidas com ouro através do método de camadas, que absorvem a luz infravermelha, que é letal para as células cancerígenas.

- **Nanotubos**: O nano tubo de óxido de titânio é o material mais utilizado, que facilita a formação de osso, aumentando assim o potencial de osseointegração.

- **Nanobastões:** O seu tamanho é semelhante ao da barra de esmalte Nanopartículas: Estes são os materiais normalmente utilizados em dentisteria protética com 0,1 -100 nm.

1. **Nanopartículas de Zno:** Estas nanopartículas libertam iões de zinco que afectam a membrana de uma célula. As vantagens são a atividade fotocatalítica, a elevada estabilidade, os efeitos bactericidas em bactérias Gram positivas e Gram negativas e os poros bacterianos a alta temperatura e pressão.

2. **Nanopartículas de ouro:** O método químico líquido é utilizado para produzir nanopartículas de ouro através da redução do ácido cloroáurico (HAuCl4). São utilizadas em estudos imunoquímicos e na deteção de interações proteicas, bem como na deteção de células cancerígenas e de diferentes tipos de bactérias através de nanobastões de ouro. As vantagens são a não toxicidade, a não indução de qualquer processo relacionado com ROS, a elevada capacidade de funcionalização, os efeitos polivalentes, a facilidade de deteção e a atividade fototérmica.

3. **Nanopartículas de prata:** As nanopartículas de prata são obtidas através da redução dos iões de prata entre 800 e 1000 graus. A propriedade antibacteriana deve-se à alteração das ligações de hidrogénio, ao desenrolar do ADN e à perturbação da

síntese da parede celular. Os iões de prata são reactivos e alteram a estrutura da parede celular bacteriana e a membrana nuclear, levando à morte celular. As partículas de faces {111} são altamente densas e reactivas. A ação antiviral, antifúngica e antimicrobiana das nanopartículas de prata deve-se à libertação de iões de prata bioactivos que reagem com as membranas das bactérias e dos fungos. As nanopartículas de prata são mais pequenas e insolúveis e apresentam uma elevada atividade antibacteriana. Elas perfuram a parede celular das bactérias e alteram a membrana, levando à morte celular.

4. **nanopartículas de TiO2:** A produção de espécies reactivas de oxigénio leva ao aumento da fluidez da membrana, desintegrando assim a parede celular. As vantagens são as propriedades fotocatalíticas adequadas, a elevada estabilidade e a eficácia antifúngica para estirpes resistentes ao fluconazol.

5. **Nanopartículas de Si**: Estas nanopartículas afectam as funções celulares, como a adesão, o espalhamento, etc. As vantagens são a não toxicidade e a estabilidade.

6. **Nanopartículas de CuO:** As nanopartículas de óxido de cobre são produzidas por redução do sulfato de cobre por irradiação de micro-ondas e têm geralmente 1 a 10 nm com efeito antifúngico e antibacteriano. Podem ser aplicadas em biossensores e sensores

electroquímicos. Servem também como agentes antifúngicos ou antibacterianos. As suas vantagens são a eficácia contra bactérias Gram positivas e Gram negativas, a elevada estabilidade e a atividade antifúngica.

7. **nanopartículas de MgO e CaO:** Estas nanopartículas danificam a membrana celular, o que provoca a exsudação do conteúdo intracelular e leva à morte da bactéria. As vantagens são o efeito nocivo sobre as colónias de bactérias Gram positivas e Gram negativas, o baixo custo e a biocompatibilidade.

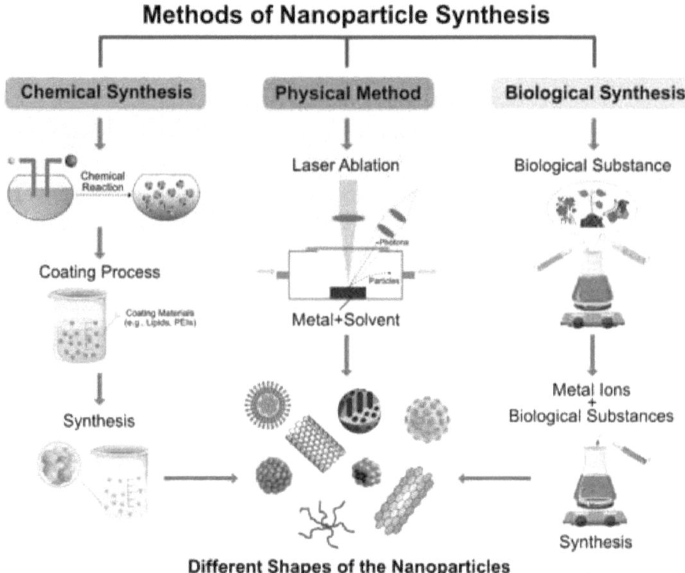

Nanopartículas de resina de polimetacrilato de metilo Os nanotubos de carbono foram incorporados em monómeros de cura pelo calor para reduzir o encolhimento da polimerização e melhorar as caraterísticas mecânicas. A resistência à flexão, a atividade antibacteriana e a porosidade reduzida do polimetacrilato de metilo padrão foram melhoradas pela adição de nanopartículas de óxido de metal.

Partículas de óxido metálico em nanoescala Para aumentar a propriedade viscoelástica das resinas, são adicionadas nanopartículas antimicrobianas ao polimetacrilato de metilo. A adesão de biofilme à base da prótese é a principal causa de condições patológicas orais, como a estomatite de prótese. Como agente antibacteriano eficaz, as nanopartículas de prata e platina são utilizadas principalmente nos materiais de base das próteses.

As qualidades viscoelásticas do material acrílico da base da prótese podem ser melhoradas com a adição de AgNPs. Investir em próteses maxilofaciais As cargas de tração e rutura são as principais causas de falha mecânica nas próteses maxilofaciais. Como agente de reforço, o silsesquiox oligomérico poliédrico melhorou as resistências à tração e ao rasgamento dos materiais tradicionais. Em Materials for Impressions, os vinilpolissiloxanos são combinados com nanocargas para criar um aditivo de siloxano especial para materiais de impressão. Menos espaços vazios na margem e melhor vazamento do modelo são resultados das caraterísticas hidrofílicas melhoradas do material e do seu melhor fluxo. Dentes de nanocompósito Os dentes de prótese de nanocompósito têm uma textura de superfície vibrante e são resistentes ao impacto e às manchas. As próteses dentárias constituídas por materiais nanocompostos são compostas por polimetilmetacrilato (PMMA) e nano cargas uniformemente dispersas. Excelente polimento e resistência às manchas, aspeto requintado, estrutura de superfície vibrante, melhor resistência ao desgaste e maior dureza de superfície.

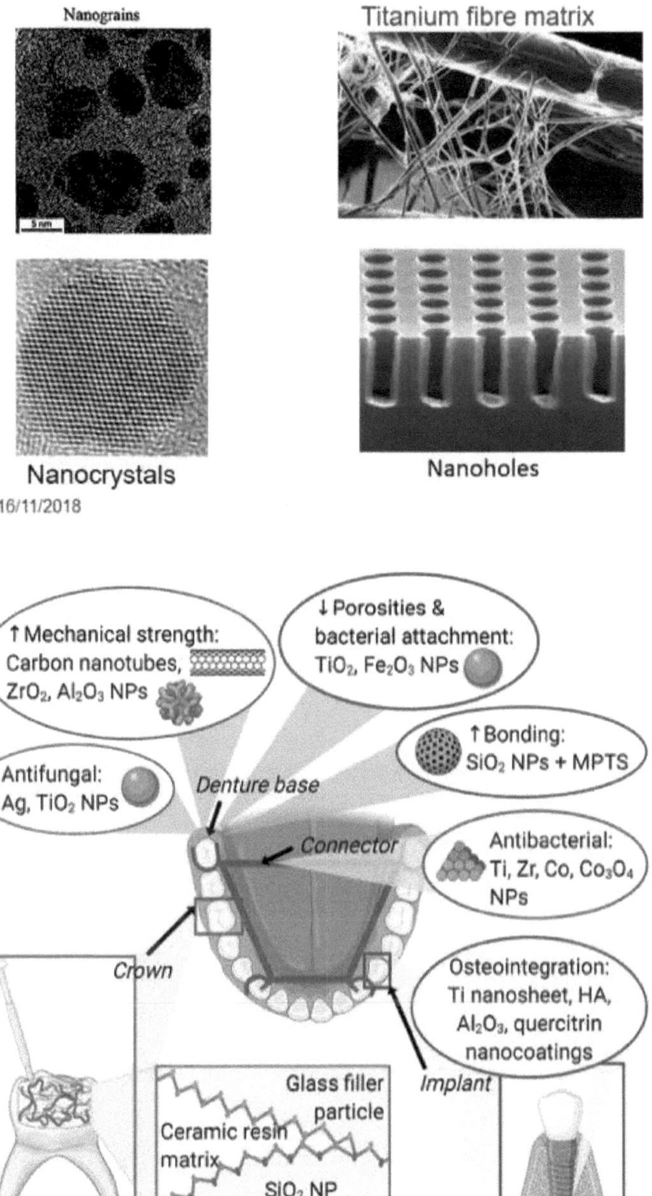

Nanograins
Titanium fibre matrix
Nanocrystals
Nanoholes
16/11/2018

↑ Mechanical strength: Carbon nanotubes, ZrO₂, Al₂O₃ NPs
↓ Porosities & bacterial attachment: TiO₂, Fe₂O₃ NPs
Antifungal: Ag, TiO₂ NPs
↑ Bonding: SiO₂ NPs + MPTS
Denture base
Connector
Antibacterial: Ti, Zr, Co, Co₃O₄ NPs
Crown
Osteointegration: Ti nanosheet, HA, Al₂O₃, quercitrin nanocoatings
Implant
Glass filler particle
Ceramic resin matrix
SiO₂ NP
↓ Polymerisation shrinkage

Table 1. Characteristics of nanomaterials used in prosthodontics.

Dental Material	Material Properties	Advantage	Disadvantage
PMMA	The mechanical behavior of PMMA improved because of TiO_2 reinforcement[52] Better modulus and strength along with improved ductility with well-dispersion nano-ZrO_2 particles[52]	Good aesthetics and biocompatibility. Easy to process and repair[53]	Poor strength and fracture resistance, radio-opacity behavior, and prone to microbial adhesion[43,54-56]
CERAMICS (Ex: Glass-ceramic, Aluminium Oxide-Al_2O_3, ZrO_2)	Nano zirconia ceramics give increased fracture toughness and hardness[57] High corrosion resistance, translucency, and fracture toughness with glass-ceramics of nanosized grains[58]	Good color, high strength, low electrical and thermal conductivity[59]	Brittle with low ductility[58]
METALS (Ex: Cobalt Chrome-CoCr, Cobalt-Chrome-Molybdenum-CoCrMo, alpha beta Titanium alloy-Ti₆Al₄V	Metals in nanoparticle form and promote osteoblast adhesion, differentiation, proliferation, and mineralization[60-62]	Ti alloy: provides high strength, lightweight, low density with other desirable mechanical properties. CoCr: provides high wear resistance, strength, and less cutting of tooth structure is required. Good biocompatibility. CoCrMo: High gloss with anti-plaque adhesion properties, good ductility	CoCr alloys can result in sensitivity symptoms. There is scope for improvement in the corrosion resistance properties and biocompatibility of Ti and CoCrMo nanophase metals

Em Prostodontia Fixa

O desenvolvimento de novos nanocompósitos fotopolimerizáveis com inúmeras vantagens, incluindo a maior resistência mecânica, a menor retração de polimerização, a fiabilidade, a durabilidade, o baixo coeficiente de expansão térmica, a baixa sorção de água, a excelente integridade marginal e as excelentes caraterísticas de manuseamento, foi facilitado pela incorporação de nanocargas na matriz de resina.

O desempenho mais elevado da força de adesão é facilitado pela utilização da nanotecnologia de nanoenchimento de sílica, que também oferece um adesivo estável e preenchido. Cria uma superfície lisa e brilhante que é resistente a manchas e ao desgaste quando aplicada como agente de revestimento sobre restaurações cosméticas. Antes de incorporar restaurações de compósito ou cerâmica, foi utilizado ouro nanocare para melhorar as qualidades adesivas e antibacterianas. A estética é melhorada com nanopigmentos. Os modificadores à nanoescala melhoram a qualidade de manuseamento. As qualidades mecânicas foram melhoradas com a introdução de agentes de cimentação de resina mais modernos que incorporam nanomodificadores. Nanocerâmica refere-se ao material cerâmico com dimensões nanométricas na fase de microestruturas. As nanocerâmicas diferem das cerâmicas normais pelo facto de possuírem qualidades especiais, incluindo elevada tenacidade e ductilidade. A nanocerâmica oferece melhor resistência e dureza em termos de qualidades mecânicas. Muitas nanocerâmicas têm quatro a cinco vezes mais dureza e resistência do que os materiais convencionais.

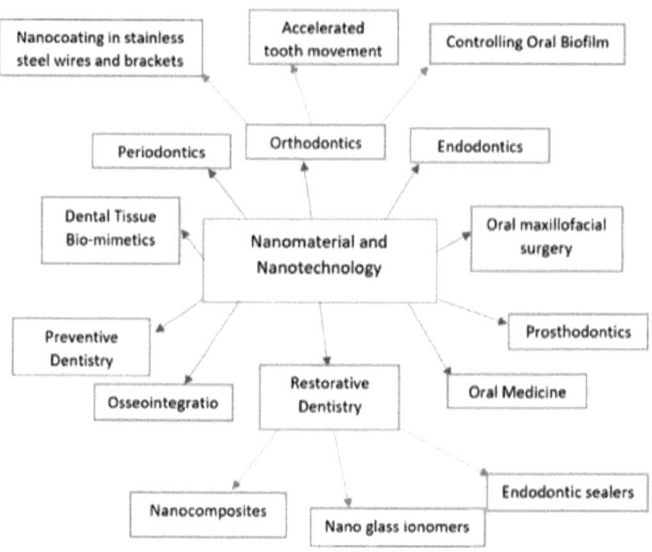
Nanocoating in stainless steel wires and brackets
Accelerated tooth movement
Controlling Oral Biofilm
Periodontics
Orthodontics
Endodontics
Dental Tissue Bio-mimetics
Nanomaterial and Nanotechnology
Oral maxillofacial surgery
Preventive Dentistry
Osseointegratio
Restorative Dentistry
Oral Medicine
Prosthodontics
Nanocomposites
Nano glass ionomers
Endodontic sealers

MATERIAIS À BASE DE NANO-RESINA EM PRÓTESE DENTÁRIA

PMMA COMO MATERIAL DE BASE DE PRÓTESE

A importância das resinas acrílicas na medicina dentária é óbvia. Embora os implantes dentários sejam cada vez mais utilizados no tratamento de pacientes desdentados parciais e totais, em muitos casos, uma prótese parcial e total removível convencional continua a ser o tratamento de eleição por razões médicas e financeiras. O poli(metacrilato de metilo) (PMMA) é frequentemente utilizado como material de base de prótese para fabricar bases de prótese devido às suas várias vantagens, incluindo o baixo custo, a biocompatibilidade, a facilidade de processamento, a estabilidade no ambiente oral e a estética aceitável. As principais desvantagens incluem a fraca estabilidade da cor, a fraca resistência ao desgaste, o encolhimento volumétrico após a polimerização, a irritação da mucosa oral e o envelhecimento, e a coloração ou descoloração ocorrem com relativa facilidade. A adição de nanopartículas ao PMMA é um método comummente utilizado para melhorar as suas propriedades físicas e mecânicas. As propriedades da resina reforçada por nano cargas dependem do tamanho, forma, tipo e concentração das partículas adicionadas. A adição de NP de Al2O3 silanizada à resina acrílica melhorou as propriedades térmicas (diminuiu o coeficiente de expansão e contração térmicas) e a resistência à flexão da resina acrílica e, ao mesmo tempo, esta adição diminuiu a sorção de água e a solubilidade. A adição de NP de zircónia melhora as propriedades mecânicas do PMMA, tais como maior resistência ao impacto, resistência à flexão, resistência à compressão, resistência à fadiga, bem como a sua resistência à fratura e dureza.

Além disso, pode ter um efeito antifúngico, desempenha um papel preventivo em doentes susceptíveis a infecções fúngicas. As NPs de zircónia silanizada com PMMA resultaram numa maior resistência à flexão e resistência ao impacto da resina acrílica, mas sem melhoria na resistência à tração. Além disso, a dureza aumentou significativamente e a rugosidade da superfície aumentou ligeiramente quando as NPs de zircónia silanizada foram incorporadas na resina acrílica, enquanto a porosidade aparente, a absorção de água e a solubilidade diminuíram. A modificação do PMMA com NPs de TiO_2 tem um efeito na sua estabilidade térmica (diminuição do coeficiente de expansão e contração térmicas) e mecânica, enquanto que foi registada uma redução na resistência à flexão e na tenacidade. As NPs de TiO_2 silanizadas em PMMA melhoraram a resistência ao impacto, a resistência transversal e a dureza da superfície da resina e diminuíram a sua absorção de água e solubilidade. As actividades antimicrobianas do dióxido de titânio contra Candida albicans, Staphylococcus aureus, Pseudomonas aeruginosa,

Escherichia coli, Lactobacillus acidophilus, etc. foram comprovadas por estudos recentes. A utilização de nanopartículas de prata também tem recebido muita atenção devido à sua atividade antimicrobiana de largo espetro contra bactérias Gram-positivas e Gram-negativas, fungos, protozoários, etc. As nanopartículas de prata, devido ao seu pequeno tamanho, têm uma maior dispersão na matriz de PMMA e produzem uma área maior para a oxidação.A libertação de iões de prata desempenha o papel principal no mecanismo antibacteriano das nanopartículas de prata, quebrando a parede celular, o que causa a desnaturação das proteínas, bloqueia a respiração celular e, em última análise, causa a morte microbiana, pelo que a sua utilização pode ser benéfica para doentes imunocomprometidos e geriátricos. Por conseguinte, recomenda-se a sua utilização na zona palatina das próteses maxilares de resina acrílica. Da mesma forma, a sua incorporação demonstrou melhorar as propriedades viscoelásticas do PMMA. Embora as nanopartículas de prata tenham atividade antimicrobiana, a sua incorporação em resina acrílica mostrou uma alteração de cor em concentrações superiores a 80 ppm, em resultado do efeito Plasmon das nanopartículas de prata, e citotoxicidade em concentrações superiores a 40 ppm.[49,50] Recentemente, sugeriu-se que as NPs de nano-ouro (Au) e platina (Pt) melhorassem as propriedades da base de prótese de PMMA. A adição de NPs de ouro melhorou significativamente a resistência à flexão e a condutividade térmica para quase o dobro do valor do PMMA puro, o que pode levar a uma maior satisfação do paciente. A adição de Pt NP pode melhorar as propriedades mecânicas do PMMA e proporcionar um efeito antimicrobiano. Também aumentou significativamente a deflexão à flexão do PMMA e o paládio melhorou a resistência à flexão em comparação com a prata e o ouro, que apresentaram o valor mais baixo de resistência à flexão.

As nanopartículas minerais, como as NPs de hidroxiapatite (HA) e as NPs de SiO2, também podem ser adicionadas ao PMMA para melhorar as propriedades mecânicas. Entre elas, o dióxido de sílica é mais promissor devido à sua estrutura porosa e propriedades de adsorção. A adição de NPs de HA aumenta a resistência à fadiga e à compressão do PMMA, com um aumento significativo da condutividade térmica, enquanto a adição de NPs de SiO2 ao PMMA melhora a resistência ao impacto e a resistência transversal, a dureza e a resistência à fratura do PMMA. A adição de 1% de nanotubos de carbono ao PMMA aumentou significativamente a resistência ao impacto e a resistência à flexão da resina, mas a sua dureza diminuiu. Verificou-se que os nanodiamantes (ND) aumentam significativamente a resistência ao impacto e a resistência à fratura do PMMA e que os ND tratados termicamente aumentam a resistência ao risco do PMMA. Alguns inconvenientes foram atribuídos principalmente à aglomeração dos NPs, que poderiam atuar como pontos de concentração de tensão.

COMPÓSITOS COMO MATERIAL DE RESTAURAÇÃO

Um dos avanços reais na odontologia restauradora foi o desenvolvimento da tecnologia de compósitos à base de resina. Ainda assim, a contração da polimerização e a baixa resistência são consideradas como um dos problemas mais difíceis na aplicação de compósitos dentários em técnicas de restauração. O desenvolvimento de resinas compostas dentárias de baixa retração tem sido objeto de exploração nas últimas décadas. Um grande obstáculo ao desenvolvimento de compósitos dentários de baixa contração é a sua inferioridade em termos de propriedades mecânicas para uso clínico. A procura de restaurações estéticas melhoradas levou ao desenvolvimento de vários novos materiais de restauração no mercado. Recentemente, os nanocompósitos que utilizam nano cargas estão a ser amplamente utilizados para produzir materiais de restauração com propriedades adesivas, estéticas e mecânicas melhoradas em comparação com os compósitos anteriores.61 As nano cargas são muito diferentes das cargas tradicionais e requerem uma mudança de uma abordagem de fabrico de cima para baixo para uma abordagem de fabrico de baixo para cima. As nanopartículas de carga estão disponíveis em duas formas: uma única partícula nanomérica e um grupo de nanopartículas (nanocluster). Os nanomateriais recentemente desenvolvidos são os nanocompósitos e os nanohíbridos.

Nano-compósitos: Utilizam partículas de tamanho nanométrico em toda a matriz de resina.

- **Nano híbridos:** A abordagem consiste na combinação de partículas de tamanho nanométrico com tecnologia de enchimento mais convencional. Ambas as abordagens podem proporcionar um bom compósito, mas a abordagem nano-híbrida pode ainda sofrer com a perda de partículas maiores e com a potencial perda de brilho inicial. O desenvolvimento de materiais de restauração compósitos nano-preenchidos com caraterísticas estéticas melhoradas de elevada translucidez e brilho, que ainda mantêm a força e a resistência ao desgaste, proporciona aos clínicos uma opção fiável para restaurações anteriores e posteriores.As nanopartículas de dióxido de titânio tratadas com organo-silano-trietoxissiloxano (ATES) têm sido utilizadas para melhorar a microdureza e a resistência à flexão dos compósitos. As nanopartículas de alumina demonstraram um aumento da dureza, da resistência e do módulo de elasticidade dos nanocompósitos.Para além das suas funções estruturais e mecânicas como cargas de nanocompósitos, as nanopartículas em compósitos podem ter efeitos terapêuticos e/ou preventivos, tais como a diminuição da acumulação de biofilme, a inibição do processo de desmineralização, a remineralização da estrutura dentária e o combate às bactérias relacionadas com as cáries. As nanopartículas de prata e de compostos de amónio quaternário têm recebido especial atenção devido à sua forte atividade antimicrobiana. Foram sintetizadas nanopartículas de fosfatos de cálcio amorfos e incorporadas em compósitos. A elevada área de superfície das nanopartículas, juntamente com cargas de reforço fortes, resultou em compósitos com capacidades de suporte de tensão e de libertação de Ca e PO4. A sua resistência foi 2-3 vezes superior à dos compósitos de Ca-PO4 previamente conhecidos e do ionómero de vidro modificado com resina.

MATERIAIS DE NANOCERÂMICA EM PRÓTESE DENTÁRIA

Os materiais cerâmicos são utilizados há muito tempo na medicina dentária para a produção de restaurações dentárias devido à sua excelente biocompatibilidade, boas propriedades mecânicas e aspeto estético, muito semelhante ao dos dentes naturais. Nos últimos 15 anos, a evolução tecnológica por detrás do desenvolvimento desta classe de materiais tem sido notável e a sua utilização está a tornar-se ainda mais intensiva, devido à procura crescente de pacientes em todo o mundo que pedem soluções sem metal. O desenvolvimento de soluções completamente isentas de metal é um dos principais tópicos de investigação no campo dos materiais dentários e, embora as ligas metálicas ainda sejam amplamente utilizadas, a sua cor não natural e o aparecimento de interações químico-biológicas indesejadas relacionadas com a sua utilização estão a incentivar ainda mais a utilização de cerâmica.As cerâmicas de alumina comummente utilizadas têm uma boa estética, alto brilho, estabilidade química, resistência ao desgaste, aumento da dureza, boa biocompatibilidade, não causam alergias e não afectam a ressonância magnética, mas a maior desvantagem é a fragilidade e a porcelana tem maior probabilidade de fissurar. O ZrO_2 tem uma boa resistência à abrasão, resistência à corrosão fisiológica e biocompatibilidade, cujo módulo de elasticidade, resistência à flexão e dureza são superiores aos da HA e das ligas de titânio. A força e a resistência à flexão da cerâmica de zircónia através de desenho assistido por computador/fabricação assistida por computador (CAD/CAM) são significativamente mais elevadas do que a cerâmica de alumina, mas ainda carecem de dureza e de alta temperatura de sinterização.

Atualmente, entre as novas tendências de investigação, encontra-se o desenvolvimento de materiais cerâmicos com dimensões à escala nanométrica na fase de microestruturas. São as chamadas **nanocerâmicas**. Em comparação com as cerâmicas convencionais, as nanocerâmicas têm propriedades únicas e excepcionais. Em primeiro lugar, as nanocerâmicas têm super plasticidade.

A cerâmica é essencialmente um tipo de material frágil; no entanto, a nanocerâmica apresenta uma boa tenacidade e ductilidade. Uma vez que a disposição dos átomos na interface da nanocerâmica é bastante confusa, os átomos são muito fáceis de migrar em condições de deformação forçada. Em segundo lugar, em comparação com as cerâmicas convencionais, as nanocerâmicas têm propriedades mecânicas superiores, como a resistência e a dureza, que aumentam significativamente. A dureza e a resistência de muitas nanocerâmicas são quatro a cinco vezes superiores às dos materiais tradicionais. As cerâmicas de vidro à base de dissilicato de lítio com falta de propriedades mecânicas são normalmente utilizadas em facetas e coroas dentárias. Devido às propriedades mecânicas insuficientes das cerâmicas vítreas, têm sido frequentemente registados casos clínicos de falhas. Para melhorar as propriedades mecânicas das cerâmicas vítreas à base de dissilicato de lítio, foi utilizado um método sol-gel para produzir cerâmicas vítreas no sistema zircónia-sílica com grãos nanométricos, que se verificou serem translúcidas, com uma transmitância superior a 70%, e com excelente resistência à corrosão. Apresentava também um módulo de elasticidade ligeiramente inferior mas uma dureza superior à do dissilicato de lítio convencional.

Os nanotubos de carbono (CNT) têm atraído uma atenção notável como reforços de materiais devido às suas excepcionais propriedades mecânicas e electrónicas. Além disso, os CNT têm sido considerados como elementos de reforço em compósitos de matriz cerâmica devido às suas propriedades mecânicas únicas.

MATERIAIS DE IMPRESSÃO DENTÁRIA COM NANO CARGAS

A impressão dentária é definida como uma impressão negativa ou uma visualização de imagem digital positiva da anatomia intra-oral; utilizada para moldar ou imprimir uma réplica 3D da estrutura anatómica para ser utilizada como registo permanente ou na produção de uma restauração ou prótese dentária.5 Qualquer substância ou combinação de substâncias utilizada para fazer uma impressão negativa ou reprodução é denominada material de impressão. É o principal passo na obtenção de uma restauração bem ajustada; por isso, a capacidade de reproduzir detalhes, a recuperação elástica e a resistência à tração são de extrema importância para produzir próteses dentárias sem necessidade de ajustes. A hidrofilicidade dos materiais de impressão é crucial para humedecer os tecidos duros e moles da boca e para criar impressões e moldes precisos. Embora os polivinil siloxanos (PVS) sejam inerentemente hidrofóbicos, a incorporação de nanocargas, como as nanocargas de sílica, processadas através de uma abordagem de cima para baixo no PVS produz um material com melhor fluxo, propriedades hidrofílicas melhoradas e menos espaços vazios nas margens, bem como um melhor vazamento do modelo com maior precisão e exatidão dos detalhes.

<u>**ADESIVOS DENTÁRIOS COM NANOPARTÍCULAS (NANOADESIVOS)**</u>

Os adesivos dentários são o material utilizado para promover a adesão ou coesão entre duas substâncias diferentes ou entre um material e a estrutura natural do dente. O silano polimerizável é adicionado como carga aos adesivos dentários para aumentar a força de coesão. Embora sejam adicionadas partículas de carga aos adesivos dentários, estas tendem a assentar durante o armazenamento. Foram adicionadas nanopartículas de sílica e zircónia tratadas com silano para ultrapassar esta desvantagem das partículas de carga. Estas nanopartículas são demasiado pequenas para se depositarem e se misturarem uniformemente no material adesivo.

A adição de nanopartículas de fosfato de cálcio amorfo e de nanopartículas de prata pode ter uma aplicabilidade adicional nos adesivos para promover a inibição da cárie a longo prazo.66 A incorporação de nanopartículas de cobre em concentrações mais elevadas demonstrou produzir uma interface adesivo-dentina mais resistente à microinfiltração, incluindo uma maior atividade antimicrobiana. As nanocápsulas carregadas com triclosan e indometacina foram incorporadas com sucesso num sistema adesivo que demonstrou ter potencial para atuar como sistema antimicrobiano e anti-inflamatório de ação contínua. No entanto, devido ao número limitado de estudos e, por conseguinte, ao peso limitado das provas, parece que

atualmente não é possível fazer uma declaração conclusiva sobre a
toxicidade do triclosan para os seres humanos.

CONDICIONADORES DE TECIDOS COM NANOPARTÍCULAS

As próteses removíveis são normalmente utilizadas em doentes que necessitam de substituir a dentição em falta. As vantagens do uso de próteses incluem uma melhor função mastigatória, estética, fonética e saúde oral. No entanto, o uso prolongado de uma prótese ou uma má higiene da prótese pode levar a infecções orais oportunistas, especialmente em doentes imunocomprometidos e geriátricos deficientes.

A estomatite induzida por prótese é a reação inflamatória mais comum da mucosa oral por baixo de uma prótese, sendo a etiologia desta doença multifatorial. Uma prótese mal ajustada, uma higiene deficiente da prótese e a colonização microbiana na superfície da prótese e na mucosa oral aumentam substancialmente o risco de estomatite induzida por prótese. Os principais agentes patogénicos da estomatite induzida por prótese dentária são espécies de Candida, especialmente Candida albicans.

Foram relatados tratamentos para a estomatite induzida por prótese, incluindo medicação antifúngica sistémica, terapia antifúngica tópica, cuidados de higiene oral e imersão da prótese em desinfectantes. Foi sugerida a remoção do depósito fúngico numa base de prótese acrílica através do desbaste da superfície do tecido da prótese, seguido de um novo revestimento com um condicionador de tecido. É utilizado para melhorar a estabilidade da prótese mal ajustada, proporcionar um efeito de amortecimento, igualar a pressão funcional nos tecidos que suportam a prótese e tratar a inflamação e as lesões tecidulares da cavidade oral e fazer impressões funcionais.Mas, infelizmente, nalguns casos, estes condicionadores de tecidos proporcionam um ambiente propício à proliferação e colonização de diferentes microrganismos, o que pode exacerbar as complicações devidas à utilização de próteses. Vários estudos in vitro e in vivo centraram-se na incorporação de agentes antimicrobianos/antifúngicos nos condicionadores de tecidos para evitar a adesão de microrganismos. Os iões de prata e as suas nanopartículas derivadas têm uma forte atividade antibacteriana, além de vantagens como a baixa toxicidade, a biocompatibilidade adequada com as células humanas, a atividade antibacteriana a longo prazo devido à libertação de iões e o não desenvolvimento de resistência bacteriana contra eles. O condicionador de tecidos contendo nanopartículas de prata pode ser um material dentário antimicrobiano para o controlo da placa bacteriana das próteses. Um estudo demonstrou um ligeiro aumento da força de tração e dos valores de resistência à tração dos condicionadores de tecidos quando é adicionada uma concentração baixa (40 ppm) de nanopartículas de prata. Esta concentração tem menos citotoxicidade e é adequada para aplicações a jusante. Parece que ocorre uma maior falha na ligação adesiva quando são adicionadas mais nanopartículas de prata. A incorporação de 15 wt% de nanopartículas de ZnO no condicionador de tecidos proporciona um efeito antifúngico até 14 dias sem efeitos adversos na profundidade de penetração e na resistência à tração do condicionador de tecidos. A incorporação de nanopartículas de ZnO-Ag em condicionadores de tecidos resultou na inibição da proliferação bacteriana. A incorporação de 5% de AgVO3 (vanadato de prata nanoestruturado decorado com nanopartículas de prata) num revestimento de prótese macia foi eficaz no controlo de P. aeruginosa, E. faecalis e C. albicans, e 2,5 e 10% melhoraram as propriedades de adesão entre o revestimento e o material de base da prótese. Não se registou qualquer efeito na rugosidade e a concentração de 1% manteve as propriedades de dureza recomendadas para um material macio.

CIMENTOS DENTÁRIOS COM NANOPARTÍCULAS

Em medicina dentária, existe uma vasta gama de cimentos com diferentes aplicações em que a atividade antimicrobiana é relevante. A atividade antibacteriana dos cimentos de cimentação dentária é uma propriedade muito importante na aplicação de coroas dentárias, pontes, inlays, onlays ou facetas, porque as bactérias podem estar ainda presentes nas paredes do preparo ou ganhar acesso à cavidade se houver microinfiltração após a cimentação.As lacunas entre as margens da restauração e as paredes da cavidade são colonizadas por microrganismos orais e podem levar à formação de cáries secundárias e doença pulpar.A cárie secundária tem sido identificada como o principal fator responsável pela longevidade das restaurações dentárias.

Tradicionalmente, os cimentos, tais como os cimentos de ionómero de vidro, são utilizados para preencher espaços vazios e servem como agentes seladores entre a preparação dos dentes e as coroas dentárias. Além disso, de entre todos os materiais de restauração dentária, os cimentos de ionómero de vidro (CIV) são considerados os mais cariostáticos e ligeiramente antibacterianos devido à libertação de flúor, que se acredita inibir o crescimento e o metabolismo microbianos. No entanto, o flúor é libertado num curto intervalo de tempo e o efeito antibacteriano perde-se com o tempo. Para melhorar várias propriedades do CIV, a investigação foi orientada para a modificação do cimento de ionómero de vidro através da inclusão de vários tipos de nanopartículas. A incorporação de nanopartículas de QPEI (polietilenoimina de amónio quaternário) em cimentos de ionómero de vidro tem um efeito antibacteriano duradouro contra Streptococcus mutans e Lactobacillus casei. Pode prevenir a formação de biofilme e cáries secundárias. A incorporação de nanopartículas de prata também demonstrou aumentar a atividade bactericida do GIC. A incorporação de nanopartículas de nanohidroxi e fluorapatite sintetizadas pela técnica sol-gel no pó de ionómero de vidro comercial levou a uma melhoria das propriedades biológicas e mecânicas (resistência à compressão, tração diametral, dureza e resistência à flexão biaxial) dos novos cimentos inteligentes em comparação com os GICs comerciais. Quando as nanopartículas de TiO2 foram incorporadas no CIV, observou-se uma melhoria nas propriedades mecânicas e na atividade antibacteriana contra o Streptococcus mutans. A incorporação de nanopartículas nos CIVs pela 3M ESPE Company levou à preparação de uma nova categoria de materiais de restauração, denominados nanoionómeros. Os nanoionómeros contêm copolímeros de ácido acrílico e itacónico, vidro de alumino-silicato, metacrilato de bisfenol A-glicidilo, dimetacrilato de trietilenoglicol, metacrilato de hidroxietilo e nanocargas.114 Estudos in vitro demonstraram que as nanocargas proporcionam um maior desgaste e polimento, bem como um baixo valor de dureza, em comparação com alguns cimentos comerciais. No entanto, as vantagens deste nanomaterial dentário são a melhoria da estética, a libertação de flúor e a capacidade de criar uma zona de inibição de cáries após a exposição a ácidos. A resistência à compressão e à tração do policarboxilato de zinco foi melhorada com a adição de nanopartículas de ZnO e MgO.

MATERIAIS MAXILOFACIAIS COM NANOPARTÍCULAS

A prótese maxilofacial é qualquer prótese utilizada para substituir parte ou a totalidade de qualquer estrutura estomatognática e/ou craniofacial. O principal objetivo da prótese maxilofacial é a produção de partes perdidas de forma semelhante à vida, proporcionando aos pacientes uma aparência normal, aceitação social e bem-estar psicológico. Os materiais utilizados no fabrico de próteses maxilofaciais devem possuir algumas propriedades ideais, tais como boa resistência ao rasgamento, resistência à tração, dureza, absorção de água, estabilidade da cor e biocompatibilidade.

O silicone é o material extra-oral maxilofacial mais difundido e clinicamente aceite para o fabrico de próteses faciais, devido à sua facilidade de manipulação, propriedades físicas e mecânicas e biocompatibilidade. Possui textura semelhante à da pele humana, sua flexibilidade proporciona bem-estar e conforto ao paciente. Devido ao avanço da nanotecnologia, a utilização de nanopartículas em elastómeros tem sido tentada para melhorar as suas propriedades. Várias nanopartículas, tais como Ti, Zn, Ce, BaSO4, POSS, pó cerâmico e sílica, foram avaliadas quanto ao seu efeito nas propriedades mecânicas.

A adição de várias nanopartículas numa concentração que varia entre 1% e 3% melhorou a dureza, a resistência ao rasgamento, a resistência à tração, o alongamento percentual e a estabilidade da cor. O Nano-CeO2 a 1% de concentração melhorou a estabilidade da cor e a 3% melhorou a dureza e a resistência ao rasgamento. O Nano-ZnO e o TiO2 numa concentração de 2% e 2,5% melhoraram a dureza, a resistência ao rasgamento, a resistência à tração, o alongamento percentual e a estabilidade da cor.1

A adição de nanopartículas de prata a 20 ppm diminuiu a dureza do elastómero de silicone, mas não afectou a resistência ao rasgamento e a estabilidade da cor. A incorporação de nanopartículas de SiO2 tratadas à superfície para o reforço do elastómero de silicone maxilofacial A-2186 conferiu-lhe propriedades mecânicas mais favoráveis, especialmente em termos de resistência ao rasgamento. Observou-se uma melhoria das propriedades físicas, como a resistência ao rasgamento, a resistência à tração, a percentagem de alongamento e a dureza dos materiais, após a adição de 0,25 % em peso e 0,2 % em peso de nanopartículas de TiO2 aos elastómeros VST50F e Cosmesil M511, respetivamente.

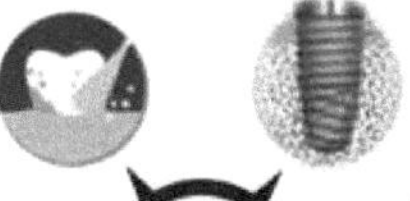

Application of Nanomaterials in dentistry

Preventive Dentistry
Metal nanoparticles, inorganic salts

Prosthodontic
Implants should be microbial resistant as well as hardy enough to hold roots/teeth.

Teeth Restoration
Amalgams, composites, resins containing quaternary ammonium compounds, metal alloys.

Orthodontic
The metallic or polymeric material having antibiofilm properties.

Endodontic
Composites, odontoblast stimulation, Drug eluting NPs, polymeric matrix etc.

Periodontology and bone regeneration
Nanoparticles assists in regeneration of pulp and removal of microbes.

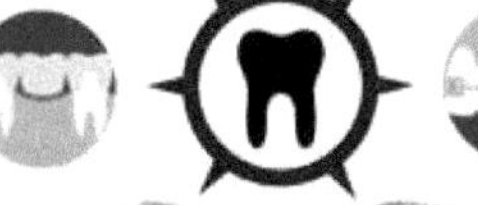

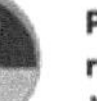

MATERIAIS NANOMÉTRICOS EM PRÓTESE DENTÁRIA

Atualmente, a maioria das estruturas metálicas de próteses parciais aplicam uma liga de cobalto-crómio ou uma liga de cobalto-crómio-molibdénio e uma liga de titânio. A liga inicial à base de cobalto é uma liga binária de cobalto-crómio, que é depois desenvolvida para uma liga de cobalto-crómio-tungsténio e para uma liga de cobalto-crómio-molibdénio. As suas propriedades mecânicas e a sua resistência à corrosão são melhores do que as do aço inoxidável ou da liga de ouro. As ligas de titânio proporcionam propriedades excepcionais que se aproximam dos ossos humanos naturais, tais como elevada resistência específica, boa segurança biológica, elevada resistência à corrosão e módulo de elasticidade. Embora estes materiais metálicos para prótese dentária tenham excelentes propriedades mecânicas, menos corte de tecido dentário e boa segurança biológica, a integração biológica é frequentemente insatisfatória e alguns pacientes são propensos a alergias, causando inflamação da membrana da pele e das mucosas. Uma integração biológica bem sucedida das superfícies dos implantes com os tecidos circundantes do hospedeiro é um dos elementos mais importantes para o sucesso a longo prazo dos implantes dentários. Descobriu-se que a modificação das superfícies dos implantes de titânio em nanoestruturas pode melhorar a sua integração biológica com os tecidos moles circundantes. A modificação da superfície do implante de titânio por oxidação anódica em nanoescalas com poros na ordem dos 50 nm mostrou que tanto a vitalidade como o nível de aderência das células dos tecidos moles, como os queratinócitos e os fibroblastos, nas superfícies nanoestruturadas eram semelhantes aos do titânio puro, enquanto a fixação de estreptococos orais nas superfícies nanoestruturadas foi significativamente inferior à do titânio puro, o que sugere que as superfícies nanoestruturadas dos implantes metálicos podem melhorar a aderência das células ao ambiente circundante do tecido hospedeiro, minimizando a fixação bacteriana.Os revestimentos cerâmicos nanoestruturados, tais como TiN, ZrO2/Al2O3, Si3N4/TiO2 e ZrO2/SiO2, estão a ser utilizados para melhorar a resistência ao desgaste da liga de titânio como material de implante dentário. O revestimento de uma nova bicamada nanoestruturada de ZrO2/Al2O3-13TiO2 na liga biomédica Ti-13Nb-13Zr demonstrou um aumento de 200 e 500 vezes na resistência ao desgaste, em comparação com a monocamada Al2O3-13TiO2 e ZrO2, respetivamente, devido à sua maior força de adesão e menor porosidade. Muitos estudos demonstraram um aumento das funções dos osteoblastos em nanofases em comparação com materiais convencionais, como cerâmicas, polímeros, nanofibras ou nanotubos de carbono e seus compósitos. Atualmente, muitos estudos demonstraram que o titânio e a liga de titânio com dimensões nanométricas têm melhor biocompatibilidade do que o titânio e a liga de titânio tradicionais. Os investigadores fabricaram nano-cristalizações de superfícies metálicas através de diferentes métodos, como a gravação química, a anodização, etc., para melhorar a atividade biológica do metal. Foram também desenvolvidas novas tecnologias de revestimento para aplicar hidroxiapatite e fosfatos de cálcio (CaP) relacionados, o mineral do osso, na superfície metálica dos implantes. A hidroxiapatite nanoestruturada promove a formação óssea à volta do implante e aumenta a função dos osteoblastos, como a adesão, a proliferação e a mineralização.136,137 O revestimento de implantes de cerâmica nanoporosa utiliza uma abordagem diferente para melhorar as propriedades dos implantes, como a anodização do alumínio. Esta técnica foi utilizada para criar uma camada de alumínio nano poroso no topo do implante de liga de titânio. A alumina nano porosa tem o potencial de ser transformada através do carregamento da estrutura porosa com agentes bioactivos adequados, melhorando a resposta das células e facilitando a atividade osteocondutora.139 As AgNPs são um agente antibacteriano e antimicrobiano bem conhecido, e a sua integração em superfícies de Ti pode diminuir o risco de falha do implante. Os dados sugerem que a incorporação de AgNPs em implantes de Ti é um método lógico para proteger a superfície do implante contra agentes patogénicos. Após a implantação, a dissolução dos revestimentos de CaP na região periimplantar aumentou a força iónica e a saturação do sangue, levando à precipitação de nanocristais de apatite biológica na superfície dos implantes. Esta camada de apatite biológica incorpora proteínas e promove a adesão de células osteoprogenitoras que produziriam a matriz extracelular do tecido ósseo. Para além disso, também foi demonstrado que os osteoclastos, as células de reabsorção óssea, são capazes de degradar os revestimentos de CaP através de vias enzimáticas e criam poços de reabsorção na superfície revestida. Finalmente, a presença de revestimentos de CaP em metais promove uma integração óssea precoce dos implantes com uma ligação óssea direta, em comparação com superfícies não revestidas.

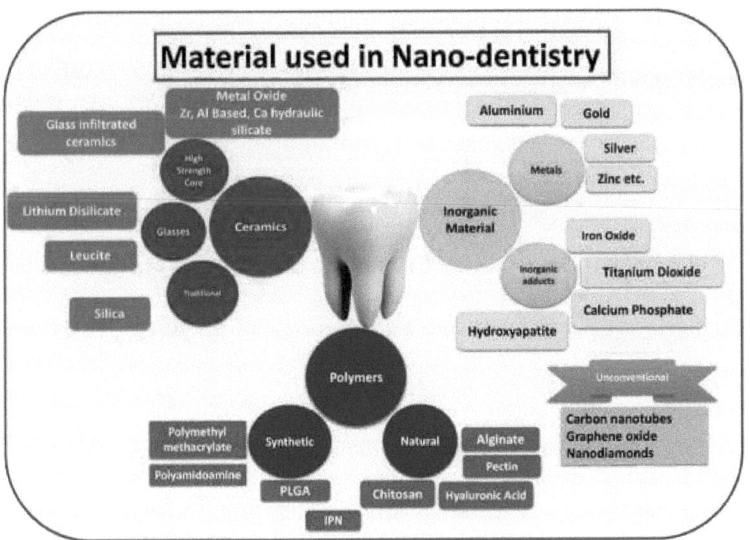

<u>**CONCLUSÃO**</u>

Os nanomateriais têm vindo a desempenhar um papel significativo na inovação científica básica e na mudança tecnológica clínica da Prótese Dentária. Demonstra que muitas propriedades, como o módulo de elasticidade, a dureza da superfície, a contração da polimerização e a carga de enchimento, dos materiais utilizados em prótese dentária podem ser significativamente melhoradas depois de as suas escalas terem sido reduzidas de microns para nano pela nanotecnologia e que o desempenho dos compósitos também pode ser melhorado pela adição de nanomateriais adequados. A nanociência é uma nova abordagem e trará mudanças nos domínios da medicina, da medicina dentária, da investigação e dos cuidados de saúde. Ajudará os dentistas com mais equipamento, medicamentos e materiais de precisão, melhorando a adesão dos pacientes. Em Prostodontia, o desenvolvimento da ciência dos materiais está a abrir novas vias para uma vasta e abundante investigação, tendo em conta a segurança, a eficácia e a aplicabilidade destas novas tecnologias. A nanodentística conduzirá a um tratamento dentário melhor e mais eficaz. Em épocas anteriores, os nanorrobôs, que só existiam na ficção, estão agora a tornar-se uma realidade. A medicina dentária tornou-se menos stressante para os médicos dentistas com as aplicações da nanotecnologia na medicina dentária. Atualmente, embora a vasta personalização de nanopartículas em prótese dentária esteja a aumentar progressivamente, há falta de estudos que abordem a segurança e as concentrações ideais de diferentes nanopartículas em materiais dentários. A lacuna de conhecimento identificada neste mapa sistemático apela a mais investigação nesta área. São necessários mais esforços para alargar os braços de investigação onde a libertação de partículas dos materiais dentários actuais e futuros possa ser analisada. O rápido progresso das investigações assegurará que os desenvolvimentos que hoje parecem inacreditáveis sejam possíveis no futuro. No entanto, tal como acontece com todas as tecnologias, a nanotecnologia comporta um potencial significativo de utilização indevida e abusiva numa escala e num âmbito nunca antes vistos, se não for devidamente controlada e orientada.

<u>REFERÊNCIAS</u>

1.Xia Y, Zhang F, Xie H, Gu N. Compósitos dentários à base de resina reforçados com nanopartículas. Journal of dentistry. 2008 Jun 1;36(6):450-5.

2. Vijay A, Prabhu N, Balakrishnan D, Narayan AR. Comparative Study of the Flexural Strength of High Impact Denture Base Resins Reinforced by Silver Nanoparticles and E-Glass Fibres: An In-Vitro Study [Estudo comparativo da resistência à flexão de resinas de base de prótese de alto impacto reforçadas por nanopartículas de prata e fibras de vidro eletrónico: um estudo in vitro]. Jornal de Investigação Clínica e de Diagnóstico. 2018 Nov1;12(11).

3. Köroğlu A, Sahin O, Kürkçüoğlu I, Dede Dö, Ozdemir T, Hazer B. Efeito da incorporação de nanopartículas de prata nas propriedades mecânicas e térmicas de resinas acrílicas para base de dentadura. Journal of Applied Oral Science. 2016 Dec;24(6):590-6.

4. Sodagar A, Kassaee MZ, Akhavan A, Javadi N, Arab S, Kharazifard MJ. Effect of silver nano particles on flexural strength of acrylic resins. Jornal de investigação em prótese dentária. 2012;56(2):120-4.

5.Ghaffari T, Hamedi-rad F. Effect of silver nano-particles on tensile strength of acrylic resins (Efeito das nanopartículas de prata na resistência à tração das resinas acrílicas). Jornal de investigação dentária, clínicas dentárias, perspectivas dentárias. 2015;9(1):40.

6. Casemiro LA, Martins CH, Pires-de-Souza FD, Panzeri H. Propriedades antimicrobianas e mecânicas de resinas acrílicas com zeólito de prata-zinco incorporado - parte I. Gerodontologia. 2008 Sep;25(3):187-94.

7. Gad MM, Al-Thobity AM, Shahin SY, Alsaqer BT, Ali AA. Inhibitory effect of zirconium oxide nanoparticles on Candida albicans adhesion to repaired polymethyl methacrylate denture bases and interim removable prostheses: a new approach for denture stomatitis prevention. Revista internacional de nanomedicina. 2017;12:5409.

8. Gad M, ArRejaie AS, Abdel-Halim MS, Rahoma A. O efeito de reforço da nano-zircónia na resistência transversal da base de prótese acrílica reparada. Revista internacional de medicina dentária. 2016;2016.

9. Ellakwa AE, Morsy MA, El-Sheikh AM. Efeito da adição de óxido de alumínio na resistência à flexão e na difusividade térmica da resina acrílica polimerizada a quente. Journal of Prosthodontics. 2008 Aug;17(6):439-44.

10. Vojdani M, Bagheri R, Khaledi AA. Efeitos da adição de óxido de alumínio na resistência à flexão
resistência, dureza da superfície e rugosidade da resina acrílica polimerizada a quente. Journal of dental sciences. 2012 Sep 1;7(3):238-44.

11. Oyar P, Sana FA, Nasseri B, Durkan R. Efeito das nanopartículas de ouro verde sintetizadas com plantas na resistência à flexão da resina

acrílica polimerizada pelo calor. Revista nigeriana de prática clínica. 2018;21(10):1291-5.

12.Uno M, Kurachi M, Wakamatsu N, Doi Y. Efeitos da adição de nanopartículas de prata no endurecimento da porcelana dentária. The Journal of prosthetic dentistry. 2013 Abr 1;109(4):241-7.

13. Tekale RG, Mowade TK, Radke UM. Avaliação comparativa da sorção de água da resina de base de dentadura de polimetacrilato de metilo polimerizada a quente reforçada com diferentes concentrações de nanopartículas de dióxido de titânio silanizado: Um estudo in vitro. Contemporary Clinical Dentistry. 2019 Apr;10(2):269.

14. Totu EE, Nechifor AC, Nechifor G, Aboul-Enein HY, Cristache CM. Poli (metacrilato de metilo) com inclusão de nanopartículas de TiO2 para fabrico estereolitográfico de próteses completas - o futuro dos cuidados dentários para pacientes idosos desdentados? Journal of dentistry. 2017 Abr 1; 59:68-77.

ÍNDICE DE CONTEÚDOS

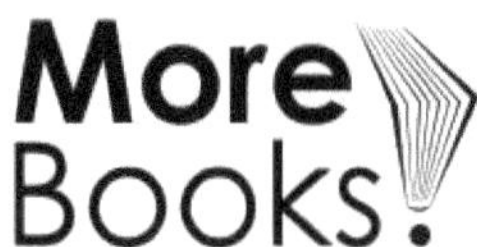

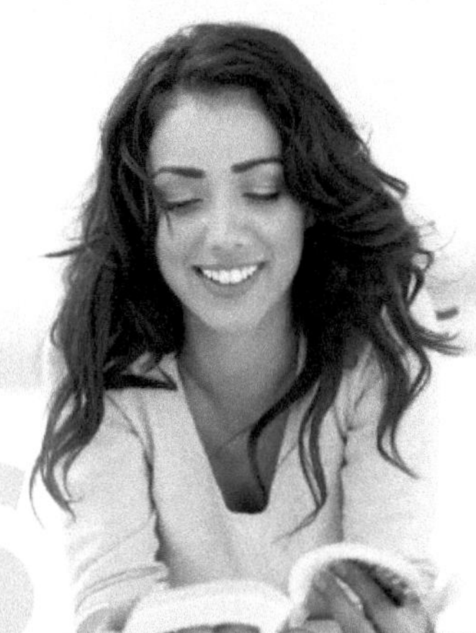

yes
I want morebooks!

Buy your books fast and straightforward online - at one of world's fastest growing online book stores! Environmentally sound due to Print-on-Demand technologies.

Buy your books online at
www.morebooks.shop

Compre os seus livros mais rápido e diretamente na internet, em uma das livrarias on-line com o maior crescimento no mundo! Produção que protege o meio ambiente através das tecnologias de impressão sob demanda.

Compre os seus livros on-line em
www.morebooks.shop

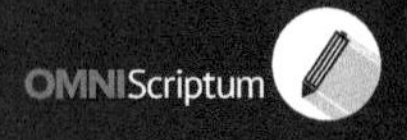

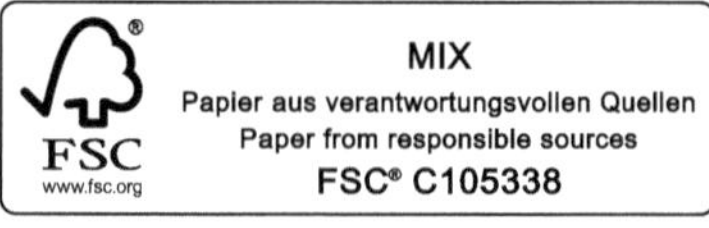

Printed by Books on Demand GmbH, Norderstedt / Germany